Dʳ Aristide BRUNET

DE L'UNIVERSITÉ DE PARIS

DU

SYSTÈME MAXILLO-DENTAIRE

DANS

L'HÉRÉDO-SYPHILIS

PARIS

Jules ROUSSET

36, RUE SERPENTE

1901

A LA MÉMOIRE DE MON PÈRE

A MA MÈRE

A MON FRÈRE ET A MA BELLE-SŒUR

MEIS ET AMICIS

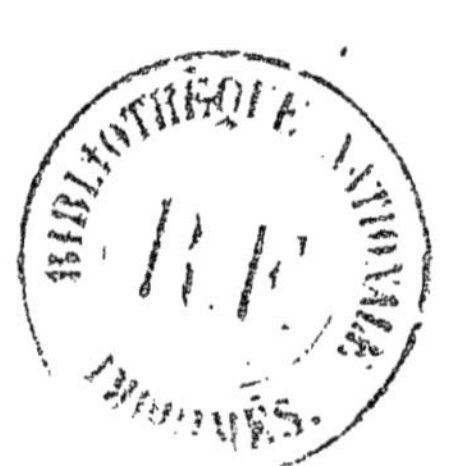

INTRODUCTION

Le sujet de cette thèse a été depuis quelques années l'objet de nombreuses études et la pathogénie des malformations dentaires a soulevé bien des discussions. Cependant malgré les éminents travaux écrits et les remarquables observations prises sur les stigmates dystrophiques dentaires de l'hérédo-syphilis, on peut dire que la question est loin d'être résolue, et, qu'il est difficile à l'heure actuelle, de se faire une idée bien nette et précise des malformations maxillo-dentaires ayant pour cause réelle l'hérédo-syphilis. Passant rapidement en revue le tableau des dystrophies dentaires de l'hérédo-syphilis, notre but essentiellement pratique sera de discuter la valeur diagnostique des différents stigmates hérédo-syphilitiques du système maxillo-dentaire, et de chercher les services cliniques et thérapeutiques que peut rendre l'examen des dents par rapport au diagnostic de la syphilis héréditaire.

Avant de commencer cette étude, nous tenons à nous

acquitter de notre dette de reconnaissance envers nos maîtres dans les hôpitaux.

Et d'abord nous sommes heureux d'exprimer à cette place à M. le professeur Fournier qui a bien voulu nous indiquer le sujet de cette thèse l'hommage de notre bien sincère reconnaissance et la profonde admiration que nous avons pour son œuvre magistrale et son enseignement à la fois si élevé et si plein de bienveillance.

M. le professeur Pinard, dans le service de qui nous eûmes l'honneur d'être initié aux pratiques obstétricales a droit aussi à notre respectueuse gratitude.

Tout au début de nos études, M. le docteur Thiéry, professeur agrégé, nous a enseigné les premiers éléments du diagnostic chirurgical ; nous lui exprimons notre profonde reconnaissance.

Nous adressons à feu M. le professeur agrégé Marchand un souvenir respectueux et reconnaissant.

M. le docteur Moutard-Martin, médecin des hôpitaux, qui voulut bien nous prodiguer au lit du malade ses conseils toujours si pratiques de clinique médicale, voudra bien accepter nos sincères remerciements.

Enfin, que M. le professeur Le Dentu, qui nous fait l'honneur d'accepter la présidence de cette thèse, nous permette de lui adresser ici, l'expression de toute notre reconnaissance et de notre profond respect.

CHAPITRE PREMIER

Historique.

Ce n'est qu'au XVIIIe siècle que Fauchard, Bunon et Mahon ont décrit les lésions et malformations dentaires qui font le sujet de ce travail. Cependant ces auteurs se préoccupent peu de l'étiologie, et c'est sans grande conviction, qu'ils incriminent quelques pyrexies de l'enfance, telles que coqueluche et scorbut.

En 1855, Herner, puis Sophus Davidsen reprennent ces descriptions et les complètent.

Mais, c'est réellement avec Jonathan Hutchinson en 1856, que la question des malformations dentaires fait un grand pas dans le domaine de l'étiologie. Ce fut, en effet, Hutchinson qui eut, le premier, le mérite de rapporter à la syphilis héréditaire, des malformations dentaires qu'avant lui, on avait attribuées, un peu au hasard, à de nombreuses causes générales.

Depuis, les travaux se sont multipliés, des observations en nombre considérable ont été publiées.

Citons pour mémoire, parmi les auteurs ayant étudié cette question : Albrecht (1851), Holler (1861), Coleman, O. Becker. Cortwight, Nicoti, Duval, Oudet, Broca, G. Ratier, Decamps, Blanc, Tomes, Quinet, Desmartin, A. Leplat. etc.

Dans ce rapide aperçu de l'historique des études faites sur la question qui nous intéresse, et après Hutchinson qui fit école en Angleterre et dont nous avons déjà parlé, il nous reste, pour être complet, à citer trois hommes de grande valeur, dont les travaux, les recherches et les doctrines n'ont pas peu contribué à faire un peu de lumière sur la pathogénie si difficile des malformations dentaires.

Magitot en 1877, dans son Traité des anomalies du système dentaire, et le 20 avril 1883 dans un article de la *Gazette hebdomadaire*, refusant à la syphilis l'influence prépondérante qu'on lui prêtait dans l'étiologie de l'érosion, attribue la production de l'érosion à l'éclampsie infantile. En 1881, il présente au Congrès de Londres, une mâchoire de bœuf dont deux incisives étaient affectées du sillon caractéristique de l'érosion. Argument décisif, pour Magitot, que l'existence de l'érosion chez des animaux qui n'ont jamais la syphilis.

Une thèse tout à fait opposée à celle-ci, fut soutenue vers 1883 et 1886 par Parrot dans ses communications sur la syphilis héréditaire et le rachitisme. Parrot, entraîné par sa conviction, voit dans l'érosion, la marque, le cachet de la syphilis héréditaire.

Moins affirmatif est le professeur A. Fournier, dont l'autorité est si considérable en pareille matière, et dont les leçons faites en 1888 sur la syphilis héréditaire tardive ont été si remarquables.

« L'école anglaise, dit-il, a cru que l'influence héréditaire de la syphilis est l'unique cause des érosions dentaires ; à mon avis, il y a ici, comme partout, une part de vérité et une part d'erreur. Sans doute, l'hérédité syphilitique sert d'antécédent à l'érosion dans un nombre considérable de cas, mais il n'est pas rare de rencontrer des érosions dentaires sur des sujets non syphilitiques. »

Ainsi présentée, cette théorie semble devoir rallier la grande majorité des suffrages.

CHAPITRE II

Malformations maxillo-dentaires syphilitiques.

Dans ce chapitre, nous inspirant largement de la description si complète et si parfaite que nous trouvons dans « La syphilis héréditaire tardive » du professeur A. Fournier, et dans la thèse inaugurale : « Des stigmates dystrophiques de l'hérédo-syphilis », du docteur Edmond Fournier, nous allons passer rapidement en revue les différentes malformations hérédo-syphilitiques du système maxillo-dentaire.

A) DYSTROPHIES DENTAIRES

L'influence de l'hérédité syphilitique sur le système dentaire peut s'exercer sur les deux dentitions. On a remarqué, chez des enfants issus de parents syphilitiques, du retard dans l'évolution de leurs dents.

Les enfants syphilitiques ne percent souvent leurs premières dents qu'à douze, quatorze, quinze mois. Ce retard intéresse le plus souvent tout le système dentaire, parfois un seul groupe de dents.

Demarquay rapporte un cas, exceptionnel il est vrai, d'un enfant syphilitique qui, à l'âge de quatre ans, n'avait pas une seule dent. Dans une observation de Parrot, chez un enfant de souche syphilitique et âgé de vingt-sept mois, les deux incisives médianes supérieures étaient fortement échancrées en demi-lune : nous retrouvons là, la fameuse dent d'Hutchinson que nous décrirons plus loin.

Malgré ces cas intéressants, mais excessivement rares, on peut affirmer que la première dentition ou dentition de lait est influencée d'une façon beaucoup moins fréquente et moins complète par l'hérédo-syphilis que la dentition permanente dont nous allons étudier maintenant les anomalies.

Le professeur Fournier distribue les malformations dentaires en quatre groupes principaux :

I. *Les érosions dentaires.*

II. *Le microdontisme dentaire.*

III. *L'amorphisme dentaire.*

IV. *La vulnérabilité du système dentaire.*

a) **Erosion dentaire.** — L'érosion dentaire est le type de la dystrophie.

Comme l'a dit Magitot, « c'est un arrêt de développement intrafolliculaire de la dent en évolution. ». La dent érodée dont la couronne semble usée, rongée, taraudée, vermoulue sur une certaine étendue de sa surface, n'est pas une dent qui primitivement fut saine, et qu'un défaut de nutrition a rendue fragile et peu résistante aux influences multiples qui agissent journellement sur les dents. Non, la dent érodée naît telle que « jamais elle n'a été autre : la portion d'émail et d'ivoire qui devait combler le vide ne s'est pas produite, voilà tout. »

L'érosion dentaire se localise ou bien sur la couronne même de la dent ou bien sur son sommet. Dans le premier cas, il y a dystrophie coronaire, dans le second dystrophie cuspidienne.

Quatre types de dystrophies coronaires :

L'érosion en cupule.

L'érosion en facettes.

L'érosion en sillons.

L'érosion en nappe.

L'érosion en cupules consiste en de petites excavations creusées à la surface de la couronne. « Petites, elles sont comparables à l'impression que laisserait la pointe d'une épingle sur de la cire (érosions dites pointillées) ; plus larges et plus profondes elles constituent une excavation véritable (érosions dites en godet). » Leur couleur varie aussi du blanc au gris sale, quelquefois même, surtout sous l'influence de l'âge, elles deviennent noires. Ces érosions en cupules sont plus fréquentes sur les incisives, notamment sur les médianes supérieures.

L'érosion en facettes, moins commune et moins connue que la précédente, se présente avec des irrégularités de surface, qui semblent usées à la lime.

L'érosion en sillon. — La plus commune siège surtout sur les incisives. La dent érodée en sillon est une dent qui présente un sillon horizontal entaillé dans sa substance. Unique le plus souvent, quelquefois multiple, le sillon est tantôt linéaire et superficiel : tel un trait tracé par la plume sur le papier ; tantôt il est plus creux et plus large, c'est alors une véritable rigole. Et s'il est multiple, la dent prend un aspect bizarre, de dent en escalier, en étage, en gradin. Sous l'influence du temps, cette dent en escalier perd de ses marches, et un ou plusieurs étages disparaissent : la dent se raccourcit donc.

L'érosion en nappe. — Tout à fait exceptionnelle, n'est que l'exagération des formes que nous avons décrites. « C'est la dent en gâteau de miel » de Tomes, ainsi nommée à cause des anfractuosités multiples que présente cette dent difforme.

Le deuxième groupe des érosions dentaires comprend les dystrophies cuspidiennes, c'est-à-dire, les érosions qui affectent l'extrémité libre de la dent.

Erosions des molaires. — Chose remarquable, il n'est qu'une seule molaire sur laquelle se traduit l'influence hérédo-syphilitique : c'est la première grosse molaire. Mais la première grosse molaire est la seule dont la calcification commence vers le sixième mois. Ceci est

d'une importance capitale, car l'on sait que la syphilis
héréditaire agit surtout dans le courant de la vie intra-
utérine. Nous reviendrons, du reste, avec plus de détails
sur la valeur que l'on doit accorder à l'atrophie de la
première grosse molaire, et montrons simplement le
tableau de la lésion : « Le corps de la dent, dans les deux
tiers ou les trois quarts de sa hauteur, se présente normalement constitué. Mais son segment supérieur, au
contraire, est amoindri dans tous ses diamètres, comme
atrophié, comme rongé. De plus, séparé du segment inférieur par une rigole circulaire, il paraît comme enchâssé
dans celui-ci. Si bien qu'à première vue, on dirait une
dent plus petite sortant d'une dent plus grande ou bien
encore un moignon d'ivoire émergeant d'une couronne
normale.

« Si l'on examine les choses de plus près, on remarque
que la surface triturante de la dent] est complètement
modifiée d'aspect. Au lieu d'être lisse, unie, gracieusement divisée en une série de mamelons ou cuspides
que séparent des sillons ondulés, elle se présente absolument irrégulière, hérissée d'éminences rugueuses,
acuminées ou grenues, creusée d'anfractuosités plus ou
moins profondes dont quelques-unes pénètrent jusqu'à l'ivoire ; voire « bouleversée d'aspect », comme
l'a dit un auteur anglais. En outre cette surface, au lieu
de la coloration nacrée, d'un blanc laiteux, qui est propre à la dent normale, offre une teinte jaunâtre ou brune,
sale, sordide.

« Cet aspect est celui de la lésion jeune telle qu'on l'observe dans l'enfance ou l'adolescence. Mais bientôt il se modifie et avec les années, se transforme même du tout au tout. Sous l'influence des frottements et de la trituration alimentaire, le moignon supérieur de la dent ne tarde pas à s'user, à s'égrener, à s'émietter, à se détruire par parcelle. Finalement il disparaît.

« Reste alors une dent doublement remarquable : 1° en ce qu'elle est notablement raccourcie de ce qu'elle a perdu; 2° en ce qu'elle se termine par une surface absolument plane, par un plateau véritable, à centre jaunâtre et à bourrelet périphérique d'émail blanc. Cet aspect est typique et cette dent courte en plateau lisse, a une signification de haute valeur. »

Erosion des canines. — On peut trouver sur les canines deux espèces d'érosions : tantôt une simple brèche du sommet en forme de V, tantôt une véritable atrophie de l'extrémité libre, qui subit une forte échancrure circulaire, d'où surgit un tronçon conique et exigu.

Erosions des incisives. — Pour les incisives, les variétés sont extrêmement nombreuses : la *dent élimée* c'est-à-dire à sommet usé sur ses faces, la *dent laminée* caractérisée par l'amincissement atrophique de son sommet avec aplatissement antéro-postérieur, *la dent « en clou de girofle »* constituée par une atrophie générale du sommet formant un tronçon divisé en deux ou trois petits bourgeons, et enfin *la dent à échancrure semi-lunaire ou véritable dent d'Hutchinson* à la fois la plus importante et la plus fréquente.

Le type de la dent d'Hutchinson se *localisant sur les incisives médianes supérieures* est essentiellement constitué par une échancrure semi-lunaire sur le bord libre de la dent — échancrure demi-circulaire régulièrement et presque gracieusement arciforme, à convexité tournée vers le collet de la dent.

A ce caractère « constitutif » et majeur s'ajoutent, comme l'a si bien décrit M. le professeur Fournier, d'autres attributs :

1° L'échancrure dentaire est presque toujours taillée en biseau aux dépens de son bord antérieur ;

2° La dent d'Hutchinson est le plus souvent remarquable par ses angles arrondis ;

3° Elle présente souvent un diamètre vertical notablement réduit ;

4° Parfois, c'est une dent étroite à diamètre transverse amoindri, inférieur à la normale ;

5° Les incisives médianes qui présentent l'encoche d'Hutchinson sont très souvent déviées comme direction par suite d'une implantation vicieuse.

Enfin, la dent d'Hutchinson peut présenter une disposition spéciale à laquelle le professeur Fournier attache beaucoup d'importance : c'est la disposition en tournevis c'est-à-dire que la dent est élargie au niveau de son collet et rétrécie au niveau de son bord libre.

On sait que la dent d'Hutchinson n'est pas identique

à elle-même à tous les âges de la vie. Originairement, l'encoche n'est pas constituée ; occupée par de petites végétations atrophiques du tissu dentaire, qui se détruisent peu à peu sous l'influence du temps et de l'âge, ce n'est qu'après quelques années, que l'échancrure semi-lunaire caractéristique de la dent d'Hutchinson se constitue. A son tour, l'échancrure, vers l'âge de vingt-trois ans environ s'aplanit, devient rectiligne, et après vingt-cinq ans, le biseau s'efface et il ne subsiste plus rien de la malformation primitive.

Les divers types d'érosions que nous venons de décrire, existent rarement seuls : le plus souvent, on rencontre l'association de ces divers types, par exemple, la dent d'Hutchinson accompagnée de dents rayées en sillons, de dents à cupules, etc.

Autres caractères des érosions : les érosions sont symétriques, c'est-à-dire, frappent d'une façon similaire les dents homologus, et elles ont une prédilection marquée pour certaines dents : les premières molaires, les incisives.

b) **Anomalies de volume ; Microdontisme.** — Le microdontisme ou réduction du volume des dents qui sont amoindries dans tous leurs diamètres s'observe rarement sur tout le système dentaire. Presque toujours, le microdontisme, encore appelé infantilisme dentaire, n'intéresse que quelques dents qui tranchent par leur petitesse et leur exiguité sur les autres dents qui ont leur développement normal. Lorsque le microdontisme est tout à fait exagéré, on peut le qualifier de nanisme dentaire (dent de poupée, dwarf teeth). Cette dent extraordinairement réduite de volume est rare.

Inversement, on peut rencontrer chez les hérédo-syphilitiques des dents d'un volume quelque peu exagéré. Cet excès de taille, ce gigantisme dentaire qui ne se rencontre guère que sur les incisives médianes supérieures est tout à fait exceptionnel.

c) **Anomalies de forme ; Amorphisme dentaire.** — Le professeur Fournier appelle amorphisme dentaire « l'état d'une dent qui s'écarte de sa configuration physiologique pour affecter une autre forme quelconque. » Il serait difficile, pour ne pas dire impossible, de donner un tableau réunissant toutes les anomalies de forme, qu'on peut trouver sur les dents des hérédo-syphilitiques. Généralement les dystrophies dentaires par anomalies de forme ne sont limitées qu'à un groupe de dents, et il existe quelques types qu'on rencontre assez fréquemment. La *dent déviée de type*, c'est-à-dire perdant plus ou moins les caractères de son espèce pour prendre ceux d'une espèce opposée. Ainsi des incisives prenant la forme des canines et vice versa. Les *dents torses* ou dents tordues sur leur axe ; *les dents effilées dites en touche de piano ; les dents de poisson,* triangulaires et pointues ; enfin les dents qui prennent l'aspect de moignons difformes, de cônes tronqués,

« véritables monstruosités morphologiques » suivant l'expression de Magitot : ce *sont des dents amorphes ou monstrueuses* qui peuvent prendre les formes les plus étranges, de dents en cheville ou encore dents en fer de hache, de dents en corne, de dents en tricorne, de dents cannelées, etc.

d) **Vulnérabilité dentaire**. — Les dents des sujets hérédo-syphilitiques, profondément troublées dans leur nutrition et leur degré de résistance s'effondrent vite sous l'influence des causes extérieurs. Du reste « elles sont condamnées de naissance à une caducité précoce. » (A. Fournier) Et, il n'est pas rare, de rencontrer des hérédo-syphilitiques présentant dès l'adolescence toute une série de dents cariées, en partie détruites ou même déjà tombées. Chez l'enfant, la carie précoce est de couleur spéciale brun foncé et même noir.

A côté de ces lésions et malformations dentaires que nous venons de décrire, on peut placer certaines dystrophies évidemment moins communes.

Ainsi, *l'absence de certaines dents* : « Il ne me paraît pas, dit le docteur Chompret, qu'on ait prêté jusqu'ici une attention suffisante à l'absence de certaines dents permanentes. Il y a là pourtant la preuve d'une action dystrophique fort grave. Car, pour qu'un fait de cet ordre se produise, il faut ou que le bulbe dentaire ne soit pas formé, ou qu'il n'ait reçu qu'un développement insuffisant à lui permettre d'évoluer en dehors des maxillaires, ou bien enfin (comme cela s'est vu) qu'il ait subi une déviation congénitale assez intense pour que la dent correspondante se développe au sein même du maxillaire. »

Obs. du docteur Barasch : Absence des deux incisives latérales supérieures.

Obs. des docteurs Gaston et Barasch : Absence de l'incisive supérieure droite.

Obs. du docteur Barasch : Absence de l'incisive latérale supérieure ganche.

Obs. du docteur Barasch : Absence d'un incisive latérale inférieure.

Obs. du docteur E. Winker : Absence de deux incisives à la mâchoire supérieure.

Dans un cas cité par le docteur B. Frœnkel, l'incisive moyenne gauche faisait défaut. Frœnkel enleva du nez un gros séquestre et, en même temps, retira du plancher nasal du côté droit, un fragment osseux très dur : c'était une dent avec racine et couronne.

La dent qui fait le plus souvent défaut, et souvent d'une façon symétrique, est l'incisive latérale supérieure.

On a observé aussi chez des hérédo-syphilitiques la *persistance des dents de lait* et par ordre de fréquence, les secondes prémolaires, les premières prémolaires, les canines et les incisives. Cette persistance des dents de lait est encore un très bon signe de syphilis héréditaire: car elle atteste qu'une influence dystropique tout à fait puissante (et la syphilis héréditaire seule sévit d'une façon aussi commune) est venue entraver le développement de la dent permanente qui était destinée à prendre la place de la dent de lait.

Mais, la persistance des dents de lait est excessivement rare : et par ce fait ne saurait être un stigmate dystrophique sur lequel il faille compter pour le diagnostic de syphilis héréditaire.

B) DYSTROPHIES MAXILLAIRES

Les stigmates dystrophiques des maxillaires, chez les hérédo-syphilitiques sont à la fois moins importants et moins communs que ceux des dents.

Fidèle à notre programme, nous nous contenterons ici, de les énumérer, nous réservant d'en discuter la valeur dans le chapitre suivant.

Le maxillaire inférieur est rarement modifié. Cependant, son développement peut être imparfait, comme chez un hérédo-syphilitique, que nous avons interrogé au mois de juin de cette année, dans le service du professeur A. Fournier. Cet individu, chez qui les signes anamnésiques, et d'autres stigmates existaient en assez grand nombre, avait *son oval facial considérablement rétréci, dans sa moitié inférieure*. Le menton très pointu était projeté en avant, et le diamètre transverse de la mâchoire inférieure très diminué.

D'autres fois, on remarque chez les hérédo-syphilitiques du prognatisme inférieur, constitué par une saillie vicieuse en avant de l'arcade dentaire inférieure, et amenant forcément l'engrenage vicieux des arcades dentaires.

Plus communes sont les malformations du maxillaire supérieur. Une des plus fréquentes, est *l'ogivalité de la voûte palatine*.

Le rétrécissement transverse de la mâchoire supérieure qui prend la forme d'un ovale ou d'une ellipse à grand axe antéro-postérieur ; *la dystrophie de l'arcade dentaire supérieure* qui peut se présenter plus courte, moins haute qu'à l'état normal ; *l'atrophie et malformation de l'os incisif ; l'asymétrie des deux moitiés du maxillaire supérieur* ; le *prognathisme supérieur*, sont aussi des malformations quelquefois observées chez les hérédo-syphilitiques.

Enfin, nous dirons deux mots de complications osseuses du bec de lièvre.

D'une façon générale, le bec de lièvre, qu'il soit simple ou compliqué s'explique par un arrêt de développement. Dans le cas qui intéresse le système maxillo-dentaire c'est-à-dire dans le cas de fissure palatine ou de division de la voûte palatine, les différents bourgeons maxillaire supérieur, nasal interne et externe ne sont pas soudés entre eux et à leurs congénères, alors que normalement cette fusion se fait à partir du quarantième jour de la vie fœtale.

Les causes premières de cet arrêt de développement

sont mal connues. Parler d'une bride amniotique venant
s'interposer entre les bourgeons, ou d'un obstacle quelconque au processus de fusion, c'est faire intervenir un
mécanisme, une malformation, dont on ne recherche pas
la cause.

Il est difficile dans l'état actuel de la science, de dire
la part qui revient à telle ou telle diathèse ou aux maladies
infectieuses, dans l'étiologie de cette dystrophie héréditaire : le bec de lièvre simple ou compliqué. Ce qu'on
peut affirmer, c'est que puisque la syphilis héréditaire est
par excellence une maladie dystrophique à arrêt de développement, elle doit entrer pour une part assez grande
dans la pathogénie du bec de lièvre simple ou compliqué de fissure ou de division de la voûte palatine.

MM. Lannelongue et A. Fournier ont été les initia-
teurs de cette étiologie possible du bec de lièvre.

C'est aussi l'avis du docteur Broca.

Et dans son Traité des maladies chirurgicales d'origine
congénitale, M. le docteur Kirmisson s'exprime ainsi.

« Une cause dont l'on comprend bien que l'action puisse
se faire sentir dès le début de l'évolution embryonnaire,
c'est l'infection syphilitique : sans doute, on ne voit pas
comment la syphilis exercerait une influence particulière
dans la production du bec de lièvre, plutôt que dans celle
des autres malformations. Toutefois, nous avons noté
trop souvent la syphilis héréditaire dans le cas de bec
de lièvre pour admettre qu'il y ait là une pure coïnci-
dence.

« C'est ainsi que sur vingt-trois observations nous avons constaté huit fois l'existence de la syphilis héréditaire. »

CHAPITTE III

Valeur diagnostique

Si l'on veut bien étudier et bien établir la valeur diagnostique des différents stigmates maxillo-dentaires de
l'hérédo-syphilis, deux questions se posent.

Les malformations dentaires que nous venons de
décrire appartiennent-elles exclusivement à l'hérédo-
syphilis ?

Deuxième question : parmi ces stigmates dystrophiques, avons-nous certaines lésions, certaines érosions
véritablement caractéristiques, soit par leur fréquence
dans l'hérédo-syphilis, soit par leur rareté au cours des
autres affections, ou bien peut-on trouver des signes
pathognomoniques de l'affection causale ?

Etudions d'abord la première question : Les malformations dentaires que nous venons de décrire appartiennent-elles exclusivement à l'hérédo-syphilis ?
Evidemment non. Ainsi les malformations dentaires que
l'on rencontre chez les idiots et dégénérés.

Des médecins-aliénistes ont les premiers signalé les troubles des dents chez les idiots.

Mais c'est la thèse de Mme Sollier (Paris 1887) basée sur 100 observations qui mit au point cette question.

Mme Sollier a observé chez les idiots et les arriérés :

1° Précocité de la première dentition huit fois sur 60 cas.

2° Retard de la première dentition dans 25 0/0 de cas.

3° Chute tardive des dents de lait.

4° Retard de la deuxième dentition, 36 0/0.

5° Nanisme, 14 0/0.

6° Géantisme, 11 0/0.

7° Malformations autres que les précédentes, 53 0/0 dont :

Sillons longitudinaux, 41 0/0.

Crénelures, 58 0/0.

Erosions (plus fréquentes sans convulsions, qu'avec convulsions).

Citons deux observations, prises dans la thèse de Robin (1901) : « Contribution à l'étuds des malformations dentaires chez les idiots, hystériques et épileptiques ».

Observation I

Epilepsie.

Her... âgé de 15 ans, entré dans le service le 6 octobre 1898.

Sommaire : Père, alcoolique. Avait été atteint d'une paralysie des trois premiers doigts de la main gauche. Cette paralysie aurait été accompagnée de fourmillements. Grand-père paternel alcoolique. Grand'mère paternelle, morte tuberculeuse, à quarante et un ans. Un oncle paternel atteint de paralysie infantile du côté gauche. Une sœur morte tuberculeuse.

Mère, tempérament nerveux. Pas de convulsions ni de pertes de connaissance.

Alcoolique. Morte d'albuminurie, suite de couches.

Grand-père et grand'mère maternels, bien portants.

Le père et la mère de l'enfant sont cousins germains. Inégalité d'âge : douze ans.

Grossesse normale. Accouchement à terme.

Début de la marche tardif. Propre d'assez bonne heure.

A la suite d'une chute dans les escaliers, il a eu deux crises d'épilepsie survenant à deux heures d'intervalle et dont la durée a été de cinq minutes.

Depuis lors, envoyé à l'école, n'a jamais pu rien apprendre.

Mémoire nulle. Caractère excitable facilement.

Etat de la dentition. — Première dent à sept mois. Dents régulièrement implantées. La canine supérieure gauche présente une lésion typique que l'on rencontre parmi les stigmates dystrophiques de l'hérédo-syphilis : c'est la lésion dans laquelle l'extrémité libre de la dent réduite à un tronçon conique semble comme enchâssée dans le corps même de la dent.

Les quatre incisives inférieures présentent des érosions en cupule sur leur couronne. Les deux incisives médianes supérieures présentent nettement sur leur bord libre l'échancrure semi-lunaire. En outre, leur collet est un peu hypertrophié. Les molaires n'offrent rien de particulier.

OBSERVATION II

Idiotie

Bous... Georges, âgé de 15 ans, entre dans le service le 23 mars 1900.

Sommaire. — Père mort à quarante et un ans, avait eu vers l'âge de dix-sept ans une fièvre typhoïde qui avait un peu affaibli ses facultés intellectuelles. Alcoolique, grand fumeur, migraineux, albuminurique. A eu vers quarante ans une rétention d'urine, un abcès au col de la vessie à la suite duquel les matières fécales passaient par la verge. Grand-père paternel vît et bien portant. Grand'mère paternelle bien portante. Une tante paternelle, morte à un âge avancé, a eu onze enfants dont deux bègues.

Mère, migraineuse. Caractère très nerveux, tombe en fréquentes attaques de nerfs. Grand-père maternel mort à 77 ans d'une maladie de foie. Grand'mère maternelle vit encore et est bien portante.

Chagrins nombreux au moment de la conception. Peu pendant la grossesse. Accouchement à terme.

Début de la parole à quinze mois, propre à deux ans. Début de la marche à onze mois. Pas de convulsions, ni de paralysie.

Pas d'étourdissements ni de tremblements. Rougeole à sept ans.

Peurs fréquentes pendant son enfance. Bonne mémoire, mais absence complète d'attention, de raisonnement. Ne sait ni lire, ni écrire.

Etat de la dentition. — Dents très irrégulièrement implantées.

Les canines supérieures gauches sont épaisses au collet et terminées par une pointe acérée faisant contraste avec le reste de la dent.

Les incisives inférieures ont des érosions en cupule. Les deux incisives supérieures droites sont cassées, les deux gauches sont très hypertrophiées au collet, la prémolaire supérieure droite manque.

L'idiotie, l'épilepsie, l'hystérie peuvent donc entraîner des anomalies de structure des dents et entre autres des érosions. Contrairement à l'avis de Magitot qui n'admettait comme cause de l'érosion, qu'une affection infantile à invasion brusque de forme convulsive : c'est-à-dire, l'éclampsie infantile, Mme Sollier, se range à l'opinion du professeur Fournier. Elle repousse absolument cette théorie par trop absolutiste et admet que les érosions chez les idiots, les épileptiques et les hystériques, sont aussi fréquentes sinon plus fréquentes chez les sujets n'ayant jamais eu de convulsions que chez ceux en ayant été atteints. On observe aussi chez les idiots, les épileptiques et les hystériques la courbure prononcée de la voûte palatine, son aspect ogival, du prognathisme soit de la mâchoire supérieure, soit de la mâchoire inférieure.

La prognathisme des mâchoires se rencontre souvent chez les adolescents frappés d'obstruction nasale, par suite de catarrhe chronique ou de tumeurs adénoïdes. D'après le docteur Châtellier, les adolescents affectés de tumeurs adénoïdes ont : la voûte palatine très élevée et rétrécie au point que quelquefois les sujets ont peine à en toucher le sommet avec leur langue ; sur une section transversale et verticale, on se rend parfaitement compte de cette disposition ; le contour de la voûte palatine prend nettement la forme ogivale.

«..... La conséquence immédiate de ce fait est de donner un petit rayon de courbure à l'arcade alvéolaire supérieure, et de lui donner une saillie prononcée en avant.

«... Cette saillie de la région antérieure de l'arcade alvéolaire est encore augmentée par la projection en avant de l'os incisif et des dents qu'il supporte.

« Celles-ci font souvent une saillie considérable en avant, repoussant la lèvre supérieure sous laquelle elles apparaissent au dehors. L'os incisif est d'autant plus proéminent que l'arcade alvéolaire est moins développée, et que le vomer qui lui sert de support a été moins enrayé dans son développement.

« Les apophyses palatines sont déviées en haut, de manière à constituer la forme ogivale et la voûte dont nous avons déjà parlé ; souvent entre elles, sur la ligne médiane, on sent une saillie antéro-postérieure plus ou moins régulière, qui est constituée par le bord inférieur du vomer qui n'a pu trouver place dans la cavité nasale verticalement rétrécie. »

Passons en revue, les autres affections capables de lésions et malformations du système maxillo-dentaire.

Toutes les maladies de la période infantile : fièvres éruptives, coqueluche, rachitisme, scrofule, entérite, mauvaise hygiène, etc., sont d'après la théorie de Fauchard, Bunon, Duval, Oudet et plus récemment, Tomes et Broca, susceptibles de produire l'érosion.

Il y a certainement dans cette théorie, une part de vérité, et nous croyons aussi que certaines maladies de l'enfance peuvent entraîner des altérations dentaires, mais, pour cela, il faut absolument que la dent soit en voie de calcification au moment de la pyrexie. Et nous refusons à ces diverses affections la propriété de produire un trouble nutritif sur la première grosse molaire qui s'ossifie dans le courant de la vie intra-utérine.

Il ressort de tout ce qui précède, qu'il est impossible d'attribuer à l'hérédo-syphilis seule le pouvoir de produire des malformations du système maxillo-dentaire.

Nous devons alors nous demander, si parmi les nombreuses variétés de l'érosion ou autres malformations maxillo-dentaires, nous pouvons trouver des lésions qui par leur fréquence dans l'hérédo-syphilis et leur rareté au cours des autres affections soient de bons symptômes de présomption de l'influence syphilitique ou bien, existe-t-il une dystrophie dentaire pathognomonique de l'affection causale ?

Des dystrophies des maxillaires, aucune ne vaut, que par son association à d'autres lésions de l'organisme, ou à des signes d'anamnèse. Le palais ogival, en effet, est un stigmate fréquent de dégénérescence, et le prognathisme soit de la mâchoire supérieure, soit de la mâchoire inférieure, sont des signes de bien peu d'importance.

Il n'en est pas de même des malformations dentaires. Et, si d'une façon générale on est autorisé à dire que l'hérédité névropathique, les fièvres éruptives de la période infantile, etc., sont susceptibles de produire, du coté des dents, des troubles de nutrition se traduisant par des anomalies de forme, de nombre, de siège, de direction, nous croyons fermement qu'il est un *stigmate dentaire quasi-pathognomonique de l'hérédo-syphilis : c'est la lésion de la première grosse molaire, surtout l'inférieure.*

Sans doute « la syphilis est une maladie, qui, par la réaction qu'elle exerce sur l'organisme est susceptible... de s'en prendre à ce qu'on appelle vulgairement « la santé », d'amoindrir la résistance totale, de retentir sur le développement, de créer des déchéances organiques et des prédispositions morbides, de constituer en un mot toute une catégorie d'accidents qui ne sont plus de la syphilis, mais qui en sont des dérivés indirects et auxquels pour ce motif j'ai proposé d'appliquer le nom de para-syphilitiques. »

Mais, la syphilis a surtout des caractères profus, et parmi eux, la syphilis peut revendiquer à juste titre, pour sienne « cette influence énergiquement meurtrière sur le produit de conception et sur l'enfant ». « La vérole tue les jeunes, comme on l'a dit et les tue par véritables hécatombes... *Elle est, de toutes les maladies, celle qui produit le plus d'avortements et qui tue le plus d'enfants en bas âge.* »

Voici un tableau que nous trouvons dans *l'Hérédité syphilitique* du professeur Fournier et où apparaît d'une façon indéniable, le résultat de l'hérédité syphilitique sur la progéniture des familles syphilitiques :

Cas d'Hutchinson :	4	enfants morts sur	5	grossesses.	
— de Roger	4	—	5	—	
— de Bertin	5	—	6	—	
Cas personnel :	5	enfants morts sur	6	grossesses	
— personnel :	5	—	6	—	
— personnel :	5	—	7	—	
— personnel :	6	—	8	—	
— personnel :	7	—	8	—	
— personnel :	7	—	8	—	
— de Behrend :	8	—	11	—	
— de Cazenave :	4	—	4	—	
— d'Arteaga :	4	—	4	—	
— de Tarner :	6	—	6	—	
— de Wilson :	8	—	8	—	

De Ribemont-Dessaignes : 19 enfants morts sur 19 grossesses.

« Quelles statistiques ! Quelles horribles tables mortuaires ! — Tout commentaire, j'imagine, serait superflu. »

Que conclure pour nous ? c'est que la syphilis héréditaire manifeste surtout son influence, dans le courant de la vie intra-utérine et qu'aucune autre diathèse ne saurait entrer en comparaison avec la syphilis, quand il s'agit d'un pouvoir destructeur et d'une influence aussi énergique pendant la période fœtale.

Or, parmi les stigmates dystrophiques dentaires rencontrés chez les hérédo-syphilitiques, les premières grosses molaires (celles surtout de la mâchoire inférieure, sont les dents le plus souvent affectées par l'érosion. Et qui dit érosion, dit « lésion contemporaine de l'époque de formation de la dent et la conséquence d'une, interruption momentanée survenue dans le processus de dentification à l'époque où se constitue la dent. »

Une raison anatomo-physiologique, d'une importance capitale, nous explique cette grande fréquence de l'érosion de la première grosse molaire inférieure chez les hérédo-syphilitiques :

La première grosse molaire inférieure de la seconde dentition est la seule dent dont l'ossification commence in utero : cette dent, en effet, est ossifiée et couverte de son chapeau de dentine au sixième mois de la vie intra-utérine.

Donc la lésion, l'atrophie de la grosse molaire est une affection fœtale héréditaire, ayant pour origine la syphilis.

La plupart du temps, on le sait, les érosions sont multiples et cependant il n'est pas rare que la première grosse molaire soit atteinte à l'exclusion des autres.

M. le professeur Fournier a observé un cas de ce genre dans sa clientèle.

« Un jeune homme, fils de parents syphilitiques et

syphilitique lui-même de naissance, présente une première grosse molaire inférieure affectée d'une atrophie cuspidienne absolument caractéristique, tandis que toutes ses autres dents sont indemnes de la plus légère altération. »

Il est, du reste, de règle de trouver chez les hérédo-syphilitiques les molaires autres que la dent de six ans, complètement respectées. C'est encore par une raison anatomo-physiologique, que ce fait s'explique : les autres molaires commencent leur travail de dentification vers la troisième et la onzième année, c'est-à-dire à une époque où la syphilis n'est plus elle-même, et où son influence se manifeste suivant d'autres processus.

Cependant, la syphilis héréditaire a bien encore dans ses caractères propres, de manifester son influence dans les deux ou trois premiers mois de la vie extra-utérine, mais déjà, à notre avis, la syphilis paraît avoir une légère défaillance (la syphilis, en effet, tue moins d'enfants après leur naissance que pendant la période fœtale) et nous ne considérons pas la dent d'Hutchinson et la dent en tournevis des incisives médianes supérieures, dont la calcification commence vers le premier mois après la naissance, comme des signes pathognomoniques de la syphilis héréditaire. Ces malformations de dents qui commencent leur calcification à une époque aussi précoce, sont toutefois, par ce fait, puis par leur fréquence au cours de l'hérédo-syphilis, et leur rareté dans les autres affections de l'enfance, de bons symptômes de présomption de l'hérédo-syphilis.

CHAPITRE IV

Considérations thérapeutiques sur l'érosion
d'origine hérédo-syphilitique de la dent de six ans.

Vu l'importance que nous accordons à la lésion d'origine hérédo-syphilitique de la première grosse molaire
inférieure ou dent de six ans, et l'extrême rareté des
malformations sur les autres molaires, nous croyons bon
d'ajouter ici quelques considérations pratiques sur la
conduite opératoire à tenir, en face de l'érosion en nappe
hérédo-syphilitique de la dent de six ans.

Etant donné sa lésion : doit-on conserver cette dent
de six ans ? .

Deux cas se présentent : ou la carie sera précoce, par
suite du peu de résistance offerte par cette dent mal
calcifiée, et arrivera avant l'âge de douze ans c'est-à-
dire avant l'éruption de la deuxième grosse molaire ou
dent de douze ans.

Ou bien la carie sera tardive, plus tard que quinze
ans.

Envisageons le premier cas.

La carie est précoce, et c'est le cas le plus fréquent, car, sous l'influence de l'hérédo-syphilis, la dentine peut être mal calcifiée : alors il n'y a pas de limite nette entre la dentine cariée et la dentine saine qui s'infectera d'autant plus rapidement qu'elle est naturellement moins dense. Une obturation bien faite réussirait-elle à entraver la marche de la carie, nous ne le pensons pas, car la récidive sera presque fatale sur des canalicules dentaires ouverts plus largement qu'à l'état normal et par ce fait, donnant accès plus facile à l'infection profonde. L'obturation ne servirait qu'à emprisonner les microorganismes, qui continueront sous sa pseudo-protection leur marche envahissante et destructive. La dent présente, en outre, des bords friables et sujets à des fractures consécutives.

Dans ces conditions, nous sommes pour l'extraction de la dent de six ans, d'autant plus que la molaire de douze ans qui n'est pas évoluée, et qui certainement n'aura pas subi l'influence de l'hérédo-syphilis, viendra prendre la place de la première grosse molaire et assurer l'intégrité de l'arcade, en donnant de la place pour la dent de sagesse ; cette dent, comme on le sait, est souvent la cause de graves accidents dus à l'insuffisance de l'espace limité en avant par la face distante ou face postérieure de la deuxième grosse molaire et en arrière par le bord antérieur de l'apophyse coronoïde.

Il reste à nous occuper du cas, où la carie sera tardive.

Alors la dent est mieux calcifiée et par conséquent la résistance normale. Dans ces conditions, une bonne obturation donnerait de sérieux résultats, et nous ne voyons pas qu'il faille extraire la dent de six ans.

D'ailleurs, à ce moment, la dent de douze ans a pris sa place définitivement. Et nous devons ajouter que l'érosion n'est pas toujours fatalement une cause de destruction ni même de moindre résistance. En effet, sous la portion altérée de la couche d'émail, la pulpe dentaire entame une lutte contre l'envahissement de la carie et « surexcitée par l'irritation extérieure à travers l'épaisseur de la couche d'ivoire et par l'intermédiaire des canalicules... elle produit de nouveaux éléments que Tomes et Owen appellent dentine secondaire »(1).

(1) FREY. — *Manuel du chirurgien-dentiste* (Pathologie de la bouche et des dents), page 22.

CONCLUSIONS

I. On trouve chez les hérédo-syphilitiques, des malformations et lésions du système maxillo-dentaire, aussi
variées que multiples : malformations des maxillaires,
irrégularité d'implantation dentaire,absence de certaines
dents, permanence des dents de lait, vulnérabilité dentaire.

Des dystrophies dentaires très nombreuses : microdontisme, amorphisme, érosions,atrophie de la première
grosse molaire,dent d'Hutchinson ou échancrure semi-
lunaire médiane du bord libre des incisives médianes supérieures, dent en tournevis, etc.

II. Les malformations dentaires ou érosions sont des
lésions banales, communes, de simples lésions de
nutrition, susceptibles de dériver de toutes les causes
diverses qui amènent une perturbation, pendant la période de nutrition et de formation des organes, Or, les
dents, organes vivants, subissent le contre-coup des
assauts livrés à la nutrition générale, par ces causes

multiples : telles que l'éclampsie infantile, le rachitisme, et chez les idiots, les épileptiques, les hystériques qui sont des êtres à développement anormal.

III. Cependant, il est une dent qui a une grande valeur au point de vue du diagnostic de la syphilis héréditaire: c'est la première grosse molaire inférieure.

On sait que la syphilis héréditaire marque son influence surtout dans le courant de la vie intra-utérine, et que pas une seule autre diathèse n'a, pendant cette période, une action comparable à la sienne.

Or la première grosse molaire inférieure est ossifiée et couverte de son chapeau de dentine au sixième mois de la vie intra-utérine; c'est la seule dent dont l'ossification commence in utéro.

Donc la lésion, l'atrophie de la grosse molaire inférieure est une affection fœtale héréditaire, et nous faisons de l'érosion de la première grosse molaire inférieure sur un sujet chez qui les autres dents sont indemnes de toute altération, un signe pathognomonique de la syphilis héréditaire.

IV. La dent d'Hutchinson et la dent en tournevis des incisives médianes supérieures dont l'ossification commence vers le premier mois après la naissance sont, par leur fréquence chez les hérédo-syphilitiques et par leur rareté au cours des autres affections de l'enfance, de bons symptômes de présomption de l'influence hérédo-syphilitique.

V. L'intérêt pratique qui ressort d'un examen sérieux du système maxillo-dentaire, et, de la connaissance précise de la valeur réelle de certains de ses stigmates dans l'hérédo-syphilis est considérable pour deux raisons :

La première, d'ordre purement diagnostique : la lésion de la grosse molaire inférieure est un signe pathognomonique de la syphilis héréditaire, ou encore, des malformations, comme la dent d'Hutchinson et la dent en tournevis peuvent être considérées déjà comme de sérieux symptômes de présomption de l'influence hérédo-syphilitique.

Dès lors, le clinicien soucieux d'arriver à un diagnostic certain devra, par un bon interrogatoire et un examen général du malade, rechercher les signes qui peuvent confirmer ou enlever le doute sur la morbidité spécifique et contagieuse : c'est-à-dire, les nombreux stigmates dystrophiques qu'on a l'habitude d'observer chez les hérédo-syphilitiques ; les signes d'anamnésie : sur le malade (éruptions du premier âge, ophtalmies, otorrhée, etc.) et ceux sur les ascendants (syphilis du père et de la mère, avortements et accouchements avant terme, morts-nés, polymortalité infantile),

La deuxième, d'ordre thérapeutique :

Des stigmates dystrophiques du système maxillo-dentaire, accompagnés de stigmates acquis, exigent le traitement antisyphilitique chez l'individu atteint et aussi chez ses parents. La thérapeutique spécifique est toujours bienfaisante, quand elle est donnée à temps.

Enfin, dans quelques cas, où chez l'individu, porteur d'une seule malformation du système maxillo-dentaire : la lésion de la première grosse molaire inférieure, les signes anamnésiques manquent et les accidents actuels indécis, nous ne saurions trop conseiller d'intervenir d'une manière préventive et d'instituer le plus tôt possible de traitement antisyphilitique.

INDEX BIBLIOGRAPHIQUE

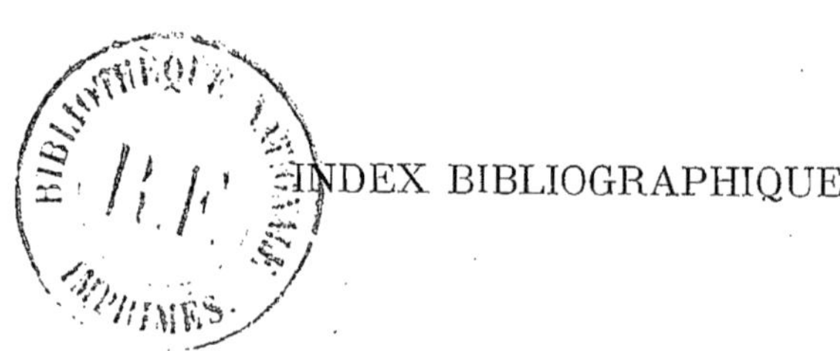

FAUCHARD. — Le Chirurgien dentiste, 2 vol, 3ᵉ édition, Paris, 1786. Tome ɪ, chapitre VI, de la page 99 à la page 135.

BUNON. — Essai sur les maladies des dents, 1 volume in-12, Paris, 1743. Chapitre III de la page 54 à la page 73.

MAHON. — Le dentiste observateur, Paris, an VI. in-12, 232 pages ; de la page 7 à la page 10.

FOURNIER. — Dictionnaire en 60 volumes, art. « Dent » Paris, 1815.

OUDET. — Dictionnaire en 30 volumes, art. « Dents » Paris, 1832-1846.

HUTCHINSON. — Transact. of the patholog. soc. of, London, ɪx p. 449; x de la page 187 à la page 294, 1856.

— Id, 1863.

ALBRECHT. — *Société médicale de Berlin*, 1861.

POGET. — *The medical Times and Gazette*, 1862, tome ɪ, page 309.

LEGROS CLARKE. — *The medical Times*, 1859, tome ɪ, p. 697.

HUTCHINSON. — *The medical Times*, 1865, tome ɪ, page 359.

— Clinical lectures and reports, by the med. and. surg, staff of the London hospital, 1865, tome ɪɪ, page 172.

— Art « Constitut » in A system of mede ; ed, by Reynolds London, 1870, vol. ɪ, 2ᵉ édition.

— A clinical memoire on certain discases of the eye, and ear
consequent on inherited syphilis 1868.

Magitot. — *Bulletins* et *mémoires* de la Société de chirurgie,
page 149.

— *Progrès médical*, 1878.

— Dictionnaire Dechambre, article « Dent », 1re série, tome 27

Demarquay. — *Bulletin de la Société de chirurgie*, 1871.

Lancereaux. — Traité de syphilis, 2e édition, p. 442.

Castanié. — De l'érosion ou des altérations permanentes à la
suite des maladies de l'enfance. Thèse. Paris, 1874.

Rivington. — *The medical Times*, 1872, tome ii, p. 433.

Parrot. — *Gazette des hôpitaux*, 1881, pages 585, 618, 634 et
649.

Magitot. — Traité des anomalies du système dentaire, 1877,
à partir de la page 44.

Broca. — *Bulletin de la Société d'anthropologie*, de 1876, *Revue
d'anthropologie* 1877.

Quinet. — A propos des dents syphilitiques. *Bulletin de l'A-
cadémie royale de médecine de Belgique*, 1870.

Gaston Rattier. — Contribution à l'étude de l'érosion dentaire, Thèse n° 559, Paris, 1879, 43 pages.

Docteur René Blache. — De la malformation des dents comme
symptôme de la syphilis chez les enfants. « Extrait de
l'*Union médicale* », 21 janvier 1879, 8 pages.

Parrot. — Communication faite à l'Association pour l'avan-
cement des sciences, Reims, 1880.

— Congrès de Londres, 1881.

— Syphilis héréditaire et Rachitisme. Communication à la
Société de chirurgie, séance du 21 janvier 1883.

Magitot. — Etudes cliniques sur l'érosion des dents considérée
comme signe rétrospectif de l'éclampsie infantile (syphilis
dentaire de MM. Hutchinson et Parrot). Résumé d'une
communication faite au congrès des sciences médicales de
Londres, section des maladies des enfants, 5 août 1881.

— Syphilis héréditaire et rachitisme (*Gazette hebdomadaire*, 20 avril 1883).

— Signes tirés des lésions trophiques des dents, (Société de chirurgie, 25 avril 1883).

DESCAMPS. — De l'atrophie dentaire produite par la syphilis héréditaire chez l'enfant. Thèse, n° 305, 1882.

GIBERT (du Havre). — Syphilis et rachitisme. (*Gazette hebdomadaire*, 1883, n° 19 et 21).

PARROT. — Atrophie syphilitique des dents, (*Journal de médecine et de chirurgie pratiques* et *Union médicale*, 1881).

— La Syphilis héréditaire et le rachitisme. (Leçon recueillie par le docteur Cossy, chef de clinique, *Progrès médical*, n° 11, 12 mars 1881).

— La syphilis héréditaire et le rachitisme. (Ouvrage publié par les soins du docteur Troisier, Paris, 1886, pages 115 et 142).

H. LELOIR et Léon PERRIN. — Note à propos de quelques cas de syphilis héréditaire tardive, (*Annales de dermatologie et syphiligraphie*, 1883, p. 134).

LAVERGNE Fernand et Léon PERRIN. — Observation type de syphilis héréditaire tardive. (*Annales de dermatologie et de syphiligraphie*, 1883, p. 442).

Docteur Jean REDIER. — Contribution à l'étude des anomalies dentaires. Anomalies de nutrition, Paris, 1883, chez Baillière, 16 pages.

Docteur Théophile DAVID. — Anomalies de l'appareil dentaire chez l'homme (généralités), imprimé à Amiens en 1885, 14 pages. Extrait de l'*Odontologie*, février 1885.

Docteur Ed. BLANC. — Etude critique et clinique sur les altérations dentaires attribuées à la syphilis héréditaire. Mémoire lu à la Société des sciences médicales de Lyon, Association typographique, Plan, 1886, in-8, 24 pages.

A FOURNIER. — La syphilis héréditaire tardive, 1886, de la page 68 à la page 146.

— L'hérédité syphilitique. (Leçons cliniques recueillies et

rédigées par le docteur Portalis, page 19, pages 314 et 316).

Mme Alice SOLLIER. — De l'état de la dentition chez les enfants idiots et arriérés. Thèse doctorale, 1887, Paris.

LEPLAT. — Accidents de la syphilis héréditaire (syphilis dentaire, Thèse, Paris, n° 122, 1891).

CHATELLIER. — Des tumeurs adénoïdes, page 47.

FREY. — Monographie de la dent de six ans. Thèse, Paris, n° 142, 1896.

FORTIN. — Malformations hérédo-syphilitiques, Thèse, Paris, n° 537, 1896.

LE DENTU. — Tumeurs congénitales et malformations du crâne et de la face (Traité de chirurgie. Le Dentu et Delbet, 1897, t. v, de la page 699 à la page 709).

KIRMISSON. — Traité des maladies chirurgicales d'origine congénitale, Paris, 1898, p. 95 et p. 107.

Edmond FOURNIER. — Des stigmates dystrophiques de l'hérédo-syphilis, Thèse, Paris, n° 475, 1898, de la page 70 à la page 103.

ROBIN. — Contribution à l'étude des malformations dentaires chez les idiots, hystériques et épileptiques. Thèse, Paris, 1901.